Ensaladas de Ensueño
El Arte de Comer Saludablemente

Carla Sánchez

Indice

Tomates con menta y albahaca 9
Arándanos con verduras 11
Ensalada de Quinua con Arándanos y Nueces Glaseadas 13
Ensalada de pasta con salmón 15
Ensalada de champiñones con espinacas y lechuga 17
Ensalada Waldorf con pollo 19
Ensalada de rúcula y patatas picantes 21
Salsa de pollo con ensalada de aguacate 23
Ensalada cremosa de eneldo y patatas 25
Ensalada de pollo con queso y hojas de rúcula 27
Ensalada de patatas con pimiento 29
Ensalada de pollo con cuscús 30
Ensalada de patatas rojas con crema agria 32
Ensalada De Pollo Con Melón 34
Ensalada de patatas con huevos y mostaza de Dijon 36
Ensalada de pollo con miel y nueces 38
Ensalada de pollo con mayonesa y uvas 40
Ensalada de crema de patatas 42
Ensalada de pollo picante con pasas 44
Ensalada De Patata Y Menta 46
Ensalada de pollo al curry con verduras mixtas 48
Ensalada de pollo con nueces 50
Ensalada de pollo con mostaza 52
Ensalada picante de patatas y jengibre 54

Ensalada de apio y patatas	56
Pollo al limón con ensalada de patatas	58
Ensalada de patatas con queso de cabra	60
Pico de Gallo - Auténtica Salsa Mexicana	62
Aderezo para ensalada de aceite de oliva y limón	64
Ensalada de frijoles, maíz y aguacate	65
Ensalada De Macarrones Del Suroeste	66
Ensalada De Remolacha Asada	67
¡Dios mío, ensalada!	69
Ensalada De Pasta Crujiente Con Repollo	70
Ensalada de espinacas y tomate	72
Ensalada Waldorf	74
Ensalada istuaeli	75
Ensalada De Tagliatelle De Repollo	76
Ensalada mexicana de frijoles negros	78
Salsa de Frijoles Negros y Maíz	80
Ensalada De Tacos De Pavo	81
Ensalada de frutas arcoíris	82
Ensalada de frutas del sol	84
Ensalada de cítricos y frijoles negros	85
Ensalada picante de pepino y cebolla	86
Ensalada de la huerta con arándanos y remolacha	88
Ensalada De Coliflor O Patata Falsa	90
Ensalada de pepino y eneldo	91
Ensalada De Patata Falsa	92
Ensalada de patatas y pepino de Bonnie Auntie	94
Ensalada de espinacas con fruta	96

Ensalada de tubo 97
Ensalada BLT con aderezo de mayonesa de albahaca 99
Ensalada César a la plancha con cuchillo y tenedor 101
Ensalada romana de fresas 103
ensalada griega 105
Ensalada de fresas y queso feta 107
ensalada de carne 109
Ensalada De Almendras Y Mandarina 111
Ensalada tropical con vinagreta de piña 113
Ensalada de espinacas y moras 115
Ensalada de verduras con queso suizo 117
Sabrosa ensalada de zanahoria 119
Ensalada de verduras marinadas 121
Ensalada de maíz colorido asado 123
Pepino Cremoso 125
Ensalada de champiñones y tomates marinados 127
ensalada de frijoles 129
Ensalada de remolacha con ajo 131
maíz marinado 132
ensalada de guisantes 134
Ensalada de nabos 136
Ensalada de manzana y aguacate 138
Ensalada de maíz, frijoles y cebolla 140
Ensalada vegetariana italiana 142
Ensalada de fideos de mar 144
Ensalada de verduras a la parrilla 146
Deliciosa ensalada de maíz de verano 148

- Ensalada crujiente de guisantes con caramelo 150
- Ensalada Mágica De Frijoles Negros 152
- Muy buena ensalada griega 154
- Increíble ensalada tailandesa de pepino 156
- Ensalada alta en proteínas de tomate y albahaca 158
- Ensalada rápida de aguacate y pepino 160
- Ensalada de cebada con tomates y queso feta 162
- Ensalada inglesa de pepino y tomate 164
- Ensalada de berenjenas de la abuela 166
- Ensalada de zanahoria, tocino y brócoli 168
- Ensalada de pepino y tomate con crema agria 170
- Ensalada de tortellini con tomate 172
- Brócoli y Tocino en Salsa de Mayonesa 175
- Ensalada de pollo con crema de pepino 177
- Verduras con salsa de rábano picante 179
- Ensalada de guisantes y pasta 181
- Ensalada colorida de pepperoni 183
- Ensalada de pollo, tomates secos y piñones con queso 185
- Ensalada de tomate y mozarella 187
- Ensalada picante de calabacín 189
- Ensalada de tomate y espárragos 191
- Ensalada de pepino con menta, cebolla y tomate 193
- Adas Salatas 195
- Ajvar 197
- Ensalada Bakdoonsiyyeh 199
- Ensalada Rellena 200
- ensalada de curtido 202

Ensalada Gado Gado 204

Hobak Namulu 206

Ensalada Horiatiki 208

Ensalada de pollo Waldorf 210

Ensalada De Lentejas Con Aceitunas Y Feta 212

Ensalada tailandesa de ternera a la parrilla 214

ensalada americana 216

Tomates con menta y albahaca

Ingredientes

4 tomates

2 cucharadas. Aceite

2 cucharadas. vinagre de vino blanco

Sal a gusto

Pimienta al gusto

hojas de menta

2 chalotes, rebanados

Método

Primero, corta los tomates cherry frescos en trozos. Luego transfiérelos a una ensaladera. Añadimos un poco de sal, un poco de pimienta al gusto y la chalota cortada en rodajas. Manténgalos durante 6 minutos. Ahora espolvorea con vinagre de vino blanco y aceite de oliva virgen extra. Ahora rellénelo con menta fresca. Y esta sencilla y rica ensalada está lista para acompañar todas tus comidas. Puedes servir con pan rallado. Servir adornado con hojas de menta.

¡Gustar!

Arándanos con verduras

Ingredientes

6 y los espárragos pelados

1 manojo de espinacas tiernas

½ taza de arándanos secos

Un chorrito de aceite de oliva

2 cucharadas. Vinagre balsámico al gusto

2 tazas de aderezo para ensalada

Pizca de sal

Pimienta negro

Método

Primero, pela los espárragos frescos y hiérvelos hasta que estén tiernos. Lavar las espinacas tiernas. Ahora, en un bol pequeño, añade un poco de aceite, un poco de aderezo para ensalada y vinagre balsámico y espolvorea con sal y pimienta negra recién molida al gusto. Mézclalos muy bien. Ahora en una ensaladera agrega los espárragos y esta mezcla y mezcla. Luego agregue los arándanos dulces secos.

¡Gustar!

Ensalada de Quinua con Arándanos y Nueces Glaseadas

Ingredientes

2 tazas de quinua cocida

½ taza de arándanos secos

5-6 nueces glaseadas

4 cucharadas Aceite

4 tomates, bien cortados en cubos

2 cucharadas. perejil

2 cucharadas. hojas de menta

Un poco de sal

Una pizca de pimienta negra al gusto

Método

Coloca la quinua cocida en un recipiente hondo. Ahora coloque los arándanos secos y las nueces glaseadas en el bol. Añade ahora los tomates frescos cortados en cubitos, un poco de perejil fresco y unas hojas de menta y un chorrito de aceite de oliva. Mezclar todo bien. Ahora sazone con sal y pimienta negra. Este sabroso plato está listo.

¡Gustar!

Ensalada de pasta con salmón

Ingredientes

2 piezas de salmón cocido, en cubos

1 taza de pasta cocida

2 tallos de apio

½ taza de mayonesa

2 tomates cortados en cubitos

2-3 cebollas verdes frescas, picadas

1 taza de crema

1 manzana roja, cortada en cubitos

jugo de 1/2 limón

Método

Primero tome un recipiente hondo y mezcle el salmón cocido cortado en cubitos, la pasta cocida junto con un poco de apio y tomates frescos picados, manzanas cortadas en cubitos y cebollas verdes. Mézclalos bien. Ahora agrega la mayonesa casera, la nata fresca y espolvorea con jugo de limón fresco de medio limón. Ahora mezcla todo muy bien. Esta listo.

¡Gustar!

Ensalada de champiñones con espinacas y lechuga

Ingredientes

1 manojo de espinacas

1 romano

4-5 champiñones

2 tomates pelados

2 cucharadas. Mantequilla, opcional

sal

Pimienta negra o blanca

Método

Toma espinacas frescas y lechuga romana. Dorar en mantequilla, opcional. Sólo te llevará entre 7 y 8 minutos. Mientras tanto, pica los champiñones y colócalos en un bol. Luego agrega los tomates a los champiñones. Colóquelo en el microondas durante unos 2 a 3 minutos. Ahora mézclalos con las espinacas salteadas y la lechuga romana. Mezclar bien y espolvorear con sal y pimienta blanca o negra.

¡Gustar!

Ensalada Waldorf con pollo

Ingredientes

½ taza de nueces picadas

½ taza de mostaza con miel

3 tazas de pollo cocido, picado

½ taza de mayonesa

1 taza de uvas rojas, cortadas por la mitad

1 taza de apio, cortado en cubitos

1 manzana Gala, en cubitos

sal

Pimienta

Método

Tome una sartén poco profunda para cocinar las nueces picadas durante 7-8 minutos en un horno precalentado a 350 grados. En este punto, mezcla todos los ingredientes y ajusta la sazón.

¡Gustar!

Ensalada de rúcula y patatas picantes

Ingredientes

2 kilos de patatas, cortadas en cubitos y cocidas

2 tazas de rúcula

6 cucharaditas. de aceite de oliva virgen extra

cuchara de té. de pimienta negra

3 chalotes, picados

3/8 cucharaditas de sal

½ cucharadita. de vinagre de jerez

1 cucharadita. de jugo de limon

2 cucharaditas. mostaza, suelo de piedra

1 cucharadita. ralladura de limón, rallada

Método

Calienta 1 cucharadita. de aceite en una sartén y sofreír la cebolla hasta que esté dorada. Transfiera las chalotas a un bol y mezcle todos los demás ingredientes excepto las patatas. Homogenizar. Ahora sazone las patatas con la salsa y mezcle para combinar bien.

¡Gustar!

Salsa de pollo con ensalada de aguacate

Ingredientes

2 cucharaditas. de aceite de oliva

4 onzas de totopos

2 cucharaditas. de jugo de limon

1 aguacate, picado

3/8 cucharaditas de sal kosher

¾ taza de salsa, enfriada

1/8 cucharadita. de pimienta negra

2 tazas de pechuga de pollo cocida y desmenuzada

¼ de taza de cilantro, picado

Método

Mezclar en un bol el aceite de oliva, el jugo de limón, la pimienta negra y la sal. Ahora agregue el cilantro picado y el pollo y mezcle bien. Cubra con aguacate picado y salsa. Sirva la ensalada sobre chips de tortilla para obtener mejores resultados.

¡Gustar!

Ensalada cremosa de eneldo y patatas

Ingredientes

¾ kilo de papas cortadas en cubitos y cocidas

cuchara de té. de pimienta negra

½ pepino inglés cortado en cubitos

cuchara de té. de sal kosher

2 cucharaditas. crema agria, baja en grasa

2 cucharaditas. de eneldo picado

2 cucharaditas. yogur, sin grasa

Método

Las patatas deben cocinarse hasta que estén tiernas. Coge un bol y mezcla el eneldo, el yogur, la nata, los cubitos de pepino y la pimienta negra. Los ingredientes deben mezclarse bien. Ahora añade los dados de patata hervida y mezcla bien.

¡Gustar!

Ensalada de pollo con queso y hojas de rúcula

Ingredientes

3 rebanadas de pan cortadas en cubitos

½ taza de queso parmesano rallado

3 cucharaditas. mantequilla, sin sal y derretida

2 cucharaditas. Perejil picado

5 hojas de albahaca, cortadas en tiras

taza de aceite de oliva

2 tazas de pollo asado y picado

5 onzas de hojas de rúcula

3 cucharaditas. de vinagre de vino tinto

Pimienta al gusto

Método

Calentar la mantequilla y 2 cucharaditas. de aceite de oliva y agrega los cubitos de pan. Hornea los cubos de pan en un horno precalentado a 400 grados hasta que estén dorados. Agrega el resto de los ingredientes con los cubitos de pan y mezcla bien.

¡Gustar!

Ensalada de patatas con pimiento

Ingredientes

2 libras de patatas amarillas finlandesas, cortadas en cubitos

cuchara de té. de pimienta blanca

2 cucharaditas. de sal

taza de crema

4 cucharaditas. de jugo de limon

2 ramitas de eneldo

2 manojos de cebollino

Método

Cocine los cubos de papa hasta que estén suaves y escurra. Mezclar 3 cucharaditas. de jugo de limón con papas y reservar por 30 minutos. Batir la nata hasta que quede suave y mezclar con todos los demás ingredientes. Cubre las patatas con la mezcla y mezcla bien.

Divertirse

Ensalada de pollo con cuscús

Ingredientes

1 taza de cuscús

7 onzas de pechuga de pollo, cocida

¼ de taza de aceitunas Kalamata, picadas

1 diente de ajo, picado

2 cucharaditas. Perejil picado

cuchara de té. de pimienta negra

1 cucharadita. de alcaparras, picadas

1 cucharadita. de jugo de limon

2 cucharaditas. de aceite de oliva

Sal a gusto

Método

Cocer el cuscús sin sal y sin grasa siguiendo las instrucciones del paquete. Enjuague el cuscús cocido con agua fría. Coge un bol para mezclar los ingredientes, excepto el pollo y el cuscús. Añade el cuscús cocido y mezcla bien. Agrega el pollo y sirve inmediatamente.

¡Gustar!

Ensalada de patatas rojas con crema agria

Ingredientes

3 kilos de papas rojas, cortadas en cuartos

1 diente de ajo, picado

½ taza de crema

½ cucharadita. de pimienta negra

1 cucharadita. de sal kosher

1/3 taza de suero de leche

1 cucharadita. eneldo, picado

¼ de taza de perejil picado

2 cucharaditas. Cebolletas, picadas

Método

Hierva los cuartos de papa hasta que estén tiernos en una olla. Enfríe las patatas hervidas durante 30-40 minutos. Mezclar la nata con el resto de los ingredientes. Cubre las patatas con la salsa y revuelve para combinar los ingredientes.

¡Gustar!

Ensalada De Pollo Con Melón

Ingredientes

taza de vinagre de arroz

2 cucharaditas. de nueces picadas y tostadas

2 cucharaditas. de salsa de soja

¼ de taza de cilantro, picado

2 cucharaditas. de mantequilla de maní

2 tazas de pechuga de pollo cocida y rallada

1 cucharadita. Miel

3 cucharaditas. cebolla verde, en rodajas

1 taza de pepino, picado

cuchara de té. de aceite de sésamo

3 tazas de melón, cortado en tiras

3 tazas de melón, cortado en tiras

Método

Mezcla salsa de soja, mantequilla de maní, vinagre, miel y aceite de sésamo. Agrega el melón, la cebolla, el melón y el pepino y mezcla bien. Adorna la pechuga de pollo con la mezcla y el cilantro al momento de servir.

¡Gustar!

Ensalada de patatas con huevos y mostaza de Dijon

Ingredientes

4 kilos de patatas

cuchara de té. de pimienta

½ taza de apio, cortado en cubitos

½ taza de perejil, picado

1 cucharadita. mostaza de Dijon

1/3 taza de cebolla verde, picada

2 dientes de ajo, picados

1 cucharadita. mostaza de Dijon

3 huevos, cocidos y picados

½ taza de crema

1 taza de mayonesa

Método

Cocine las patatas hasta que estén blandas. Pelar y picar las patatas. Mezcle las patatas, la cebolla verde, el apio y el perejil en un bol. Mezclar la mayonesa y el resto de ingredientes en un bol. Vierte esta mezcla sobre las patatas y mezcla bien.

¡Gustar!

Ensalada de pollo con miel y nueces

Ingredientes

4 tazas de pollo cocido y picado

cuchara de té. de pimienta

3 tallos de apio, picados

cuchara de té. de sal

1 taza de arándanos dulces secos

1/3 taza de miel

½ taza de nueces, picadas y tostadas

2 tazas de mayonesa

Método

Mezcle el pollo picado con apio, arándanos secos y nueces. Batir la mayonesa hasta que quede suave en otro bol. Agrega miel, pimienta y sal a la mayonesa y mezcla bien. Cubre la mezcla de pollo con la mezcla de mayonesa y mezcla bien para que se combinen bien los ingredientes.

¡Gustar!

Ensalada de pollo con mayonesa y uvas

Ingredientes

6 tazas de pollo, picado y cocido

½ taza de nueces

2 cucharaditas. mostaza de Dijon

2 tazas de uvas rojas, en rodajas

½ taza de crema

2 cucharaditas. de semillas de amapola

½ taza de mayonesa

2 tazas de apio, picado

1 cucharadita. de jugo de limon

Método

Coge un bol y mezcla el pollo con la mayonesa, el jugo de limón, la crema agria, las uvas, las semillas de amapola, la mostaza de Dijon y el apio. Condimentar con sal y pimienta. Tapa el bol y refrigera hasta que esté frío. Agrega las nueces y sirve inmediatamente.

¡Gustar!

Ensalada de crema de patatas

Ingredientes

¾ taza de crema

1 taza de guisantes verdes

taza de yogur

6 tazas de papas rojas, cortadas en cuartos

1 cucharadita. tomillo picado

½ cucharadita. de sal

1 cucharadita. eneldo, picado

Método

Mezclar en un bol la nata, el yogur, el eneldo, el tomillo y la sal y reservar. Cocine los cuartos de papa y los guisantes en suficiente agua hasta que estén tiernos. Escurrir el exceso de agua. Mezcle las papas y los guisantes con la mezcla preparada. Mezclar bien para mezclar bien los ingredientes.

¡Gustar!

Ensalada de pollo picante con pasas

Ingredientes

taza de mayonesa

3 cucharaditas. de pasas

1 cucharadita. polvo de curry

1/3 taza de apio, cortado en cubitos

1 taza de pollo al limón, asado

1 manzana, picada

1/8 cucharadita. de sal

2 cucharaditas. de agua

Método

Mezclar el curry, la mayonesa y el agua en un bol. Agrega el pollo al limón, la manzana picada, las pasas, el apio y la sal. Utilice una espátula para mezclar bien los ingredientes. Cubre la ensalada y refrigera hasta que esté fría.

¡Gustar!

Ensalada De Patata Y Menta

Ingredientes

7 patatas rojas

1 taza de guisantes congelados y descongelados

2 cucharaditas. de vinagre de vino blanco

½ cucharadita. de pimienta negra

2 cucharaditas. de aceite de oliva

cuchara de té. de sal

2 cucharaditas. de chalotes, finamente picados

¼ de taza de hojas de menta, picadas

Método

Cuece las patatas en agua en una sartén de fondo profundo hasta que estén tiernas. Enfriar las patatas y cortarlas en cubos. Mezclar el vinagre, la chalota, la menta, el aceite de oliva, la sal y la pimienta negra. Agrega los cubos de papa, los guisantes y la mezcla preparada. Mezclar bien y servir.

¡Gustar!

Ensalada de pollo al curry con verduras mixtas

Ingredientes

Pollo al curry, congelado y descongelado

10 onzas de hojas de espinaca

1 1/2 tazas de apio, picado

taza de mayonesa

1 ½ tazas de uvas verdes, cortadas por la mitad

½ taza de cebolla morada, picada

Método

Coloque el pollo al curry congelado en un bol. Agregue cebollas rojas, uvas verdes, hojas de espinaca y apio al pollo al curry. Mezclar bien. Ahora agrega mayonesa y vuelve a mezclar bien. Sazone con sal y pimienta al gusto.

¡Gustar!

Ensalada de pollo con nueces

Ingredientes

1 taza de bulgur

2 chalotas, cortadas en rodajas

2 tazas de caldo de pollo

3 tazas de pollo cocido y picado

1 manzana, en cubos

3 cucharaditas. nueces picadas

taza de aceite de oliva

2 cucharaditas. de vinagre de manzana

1 cucharadita. mostaza de Dijon

1 cucharadita. azúcar morena

sal

Método

Hervir el bulgur con el caldo y llevar a ebullición. Dejar enfriar durante 15 minutos. Tuesta las nueces en una sartén y colócalas en un bol para que se enfríen. En un bol mezclar bien todos los ingredientes. Sazonar con sal y servir.

¡Gustar!

Ensalada de pollo con mostaza

Ingredientes

1 huevo, hervido

cuchara de té. de pimienta negra

¾ kilo de patatas alevines

cuchara de té. de sal kosher

2 cucharaditas. mayonesa, baja en grasa

3 cucharaditas. cebolla morada, picada

1 cucharadita. de yogur

1/3 taza de apio, picado

1 cucharadita. mostaza

Método

Corta las patatas en cubos y cocina hasta que estén tiernas. Picar el huevo cocido. Mezclar todos los ingredientes excepto los huevos y las patatas. Agrega la mezcla a los huevos picados y los cubos de papa. Mezclar bien para que los ingredientes se mezclen bien. Sazone con sal y pimienta al gusto.

¡Gustar!

Ensalada picante de patatas y jengibre

Ingredientes

2 kilos de papas rojas, cortadas en cubitos

2 cucharaditas. cilantro, picado

2 cucharaditas. de vinagre de arroz

1/3 taza de cebolla verde, en rodajas

1 cucharadita. aceite de sésamo

1 chile jalapeño, finamente picado

4 cucharaditas. limoncillo, picado

cuchara de té. de sal

2 cucharaditas. El jengibre rallado

Método

Cocine las patatas hasta que estén blandas. Escurrir el exceso de agua. Mezclar bien los ingredientes restantes. Cubre las patatas cocidas con la mezcla. Utilice una espátula para mezclar los ingredientes.

¡Gustar!

Ensalada de apio y patatas

Ingredientes

2 kilos de papas rojas, cortadas en cubitos

2 onzas de pimientos morrones, cortados en cubitos

½ taza de mayonesa de canola

1/8 cucharadita. polvo de ajo

¼ de taza de cebolla verde, picada

cuchara de té. de pimienta negra

taza de yogur

½ cucharadita. de semillas de apio

¼ taza de crema

½ cucharadita. de sal

1 cucharadita. de azúcar

1 cucharadita. de vinagre de vino blanco

2 cucharaditas. mostaza preparada

Método

Cuece los dados de patata hasta que estén tiernos y escurre el exceso de agua. Enfriar las patatas cocidas durante unos 30 minutos. Mezclar el resto de los ingredientes en un bol. Agrega los cubos de papa y mezcla bien para combinar.

¡Gustar!

Pollo al limón con ensalada de patatas

Ingredientes

1 kilo de patatas

1 diente de ajo, picado

2 tazas de guisantes

½ cucharadita. de pimienta negra

2 tazas de pechuga de pollo, picada

1 cucharadita. de sal

½ taza de pimiento rojo, picado

1 cucharadita. de sal

½ taza de cebolla picada

1 cucharadita. estragón, picado

1 cucharadita. de jugo de limon

2 cucharaditas. de aceite de oliva

1 cucharadita. mostaza de Dijon

Método

Cocine las patatas, los guisantes y la pechuga de pollo por separado hasta que estén tiernos. Mezclar el resto de los ingredientes en un bol. Ahora agregue al bol los cubos de papa, los guisantes y la pechuga de pollo. Utilice una espátula y mezcle bien los ingredientes. Servir inmediatamente.

¡Gustar!

Ensalada de patatas con queso de cabra

Ingredientes

2 ½ kilos de patatas

1 diente de ajo, picado

¼ vaso de vino blanco seco

1 cucharadita. mostaza de Dijon

½ cucharadita. de sal

2 cucharaditas. de aceite de oliva

½ cucharadita. de pimienta negra

2 cucharaditas. estragón, picado

1/3 taza de cebolla, picada

vaso de vinagre de vino tinto

½ taza de perejil, picado

3 onzas de queso de cabra

¼ taza de crema

Método

Cuece las patatas en agua hasta que estén blandas. Mezcle las patatas, el vinagre de vino, la pimienta y la sal en un bol. Reservar durante 15 minutos. Ahora agrega el resto de los ingredientes a la mezcla de papa y mezcla bien. Servir inmediatamente.

¡Gustar!

Pico de Gallo - Auténtica Salsa Mexicana

Ingredientes:

3 tomates grandes cortados en cubitos, salteados

1 cebolla en cubos medianos

un puñado de cilantro, usa más o menos según tu gusto

Ingredientes opcionales

½ pepino, pelado y picado

Jugo de limón de ½ limón

½ cucharadita. Ajo picado

Sal a gusto

2 jalapeños, o más si lo prefieres picante

1 aguacate, pelado

Método

Combine todos los ingredientes en un tazón grande y mezcle bien. Servir inmediatamente.

¡Gustar!

Aderezo para ensalada de aceite de oliva y limón

Ingredientes:

8 dientes de ajo, picados

½ cucharadita. pimienta negra

1 taza de jugo de limón recién exprimido

2 cucharaditas. sal

½ taza de Aceite de Oliva Virgen Extra

Método

Coloca todos los ingredientes en la licuadora y licua hasta incorporar todos los ingredientes. Esta salsa debe guardarse en un recipiente hermético y debe usarse pronto, de lo contrario la salsa se volverá amarga debido al jugo de limón que contiene.

¡Gustar!

Ensalada de frijoles, maíz y aguacate

Ingredientes:

1 lata de frijoles negros, escurridos

1 frasco de maíz amarillo dulce, enlatado, escurrido

2 cucharadas. Limonada

1 cucharadita. Aceite

4 cucharadas cilantro

5 tazas de cebolla cruda picada

1 aguacate

1 tomate rojo maduro

Método

Coloque todos los ingredientes en un tazón grande y mezcle suavemente.

Servir inmediatamente o servir frío.

¡Gustar!

Ensalada De Macarrones Del Suroeste

Ingredientes:

1-8 onzas de pasta integral pequeña

15 onzas de maíz

15 onzas de frijoles negros

1 taza de perejil, cualquier variedad

1 taza de queso cheddar rallado

1 taza de pimiento verde picado, pimiento dulce

Método

Prepara la masa según las instrucciones del paquete. Escurrir, lavar y colocar en un bol grande. Los líquidos del maíz y los frijoles negros enlatados se reservan y se escurren. Mezcle todos los ingredientes con la pasta cocida en un tazón grande. Agregue pequeñas cantidades de los líquidos enlatados reservados según sea necesario. Servir inmediatamente.

¡Gustar!

Ensalada De Remolacha Asada

Ingredientes:

6 remolachas amarillas, 1/2 libra

3 cucharadas Aceite

Pimienta negra recién molida

1 ½ cucharada. Vinagre de estragón o jerez

1 cucharada. hojas de tomillo

4 tazas de ensalada mixta

½ taza de queso feta desmenuzado

1 cucharada. menta

Método

Al principio, el horno se precalienta a 375 grados. Coloque las remolachas en una fuente poco profunda tapada. Agregue suficiente agua para que suba 1/2 pulgada hasta el plato. Cubra las remolachas y ase durante una hora o hasta que se perforen fácilmente con un cuchillo de cocina. Saca las remolachas del horno. En un tazón mediano, combine el vinagre y las hierbas picadas. Corta las remolachas cocidas en cubos de 1/2 pulgada y mézclalas con la salsa. Espolvorea con queso feta y sirve inmediatamente.

¡Gustar!

¡Dios mío, ensalada!

Ingredientes:

1 taza de tomates picados o rebanados

1 taza de pepino pelado, picado

1 cucharadita. Secadores de eneldo

1 cucharada. mayonesa ligera

Método

Agregue todos los ingredientes a un tazón grande y mezcle bien hasta que se incorporen todos los ingredientes. Refrigerar durante la noche y servir muy frío.

¡¡Gustar!!

Ensalada De Pasta Crujiente Con Repollo

Ingredientes:

3 cucharadas Aceite

3 cucharadas Vinagre

2 cucharadas. Azúcar o sustituto del azúcar

½ paquete de salsa de fideos ramen

cuchara de té. Pimienta

1 cucharada. Salsa de soja baja en sodio

Ingredientes de la ensalada:

1 cabeza pequeña de repollo rojo o verde

2 cebollas verdes picadas, picadas

1 zanahoria, pelada y rallada

1 paquete de fideos ramen triturados

Método

Prepare el aderezo combinando los ingredientes en una ensaladera grande. Revuelva para disolver el azúcar. Los primeros tres ingredientes de la ensalada se añaden a un bol y se mezclan bien. Agrega el ramen picado y mezcla bien. Vierta sobre la salsa y sirva inmediatamente.

¡Gustar!

Ensalada de espinacas y tomate

Ingredientes:

8 oz. Pasta pequeña o cebada

8 oz. Queso feta en trozos

16 onzas. tomate cereza

4 tazas de espinacas tiernas

2 cucharadas. alcaparras escurridas

cuchara de té. pimienta negra

2 cucharadas. Queso parmesano rallado

Método

Cocine la pasta según las instrucciones del paquete hasta que esté al dente y firme al morder. Cuando la pasta esté cocida; Escurrirla sobre los tomates cherry para que se blanqueen rápidamente. Mientras se cocina la pasta, coloque las espinacas, el queso feta y las alcaparras en un tazón grande. Sazone los tomates y la pasta con la mezcla de espinacas. Antes de escurrir la pasta, se agrega la cocción de la pasta proporcionalmente para mezclar. Finalmente, sazona con pimienta negra y decora con queso rallado. Servir inmediatamente.

¡Gustar!

Ensalada Waldorf

Ingredientes:

4 manzanas medianas cortadas en cubos

1/3 taza de nueces picadas

1/3 taza de pasas

½ taza de yogur natural, griego o bajo en grasa

3 tallos de apio picado

Método

Agregue todos los ingredientes a un tazón grande y mezcle bien hasta que se incorporen todos los ingredientes. Refrigerar durante la noche y servir muy frío.

¡Gustar!

Ensalada istuaeli

Ingredientes:

1 pimiento verde o amarillo picado

1 pepino pelado, picado

2 cucharadas. Jugo de limon

1 cucharadita. sal

1 cucharadita. Pimienta recién molida

3 tomates, picados

3 cucharadas aceite de oliva virgen extra

Método

Agregue todos los ingredientes a un tazón grande y mezcle bien hasta que se incorporen todos los ingredientes. Sirva inmediatamente, ya que cuanto más tiempo repose esta ensalada, más aguada se vuelve.

¡Gustar!

Ensalada De Tagliatelle De Repollo

Ingredientes:

3 cucharadas Aceite de oliva 3 cucharadas. Vinagre 2 cucharadas. Azúcar ½ paquete de fideos ramen

cuchara de té. Pimienta

1 cucharada. Salsa de soja baja en sodio

1 repollo rojo o verde

2 cebollas verdes, picadas

1 zanahoria pelada, rallada

1 paquete de fideos ramen triturados

Método

Todos los ingredientes se combinan en un tazón grande. Continúe revolviendo bien para disolver el azúcar. Luego se combinan los primeros tres ingredientes de esta ensalada y se mezclan todos bien. Se le añaden fideos ramen triturados. Luego se agrega el resto de los ingredientes y luego se mezclan repetidamente. Sirva inmediatamente o cubra y refrigere para permitir que los sabores se mezclen.

¡Gustar!

Ensalada mexicana de frijoles negros

Ingredientes

1 ½ lata de frijoles negros cocidos

2 tomates datterini maduros, cortados en cubitos

3 cebollines, rebanados

1 cucharada. Jugo de limón fresco

2 cucharadas. cilantro fresco picado

Sal y pimienta negra recién molida al gusto

1/3 taza de maíz

2 cucharadas. Aceite

Método

Combine todos los ingredientes en un tazón mediano y mezcle suavemente.

Deje reposar la ensalada en el refrigerador hasta que esté lista para servir.

Servir frío.

¡Gustar!

Salsa de Frijoles Negros y Maíz

Ingredientes:

1 lata de frijoles negros

3 cucharadas cilantro fresco picado

1 lata de maíz amarillo y maíz blanco

¼ taza de cebolla picada

1 lata de raíz

Jugo de limón o exprimir un limón.

Método

Escurre el líquido de los frijoles negros, las raíces y las ollas de maíz y mézclalos en un tazón grande. Agrega el cilantro y la cebolla y mezcla bien. Justo antes de servir, exprime un poco de jugo de limón.

¡Gustar!

Ensalada De Tacos De Pavo

Ingredientes:

2 onzas. pavo al aire libre

2/4 taza de queso cheddar

1 ½ tazas de lechuga romana, picada

1/8 taza de cebolla, picada

½ oz. chips de tortilla

2 cucharadas. salsa

¼ de taza de frijoles rojos

Método

Agregue todos los ingredientes a un tazón grande excepto los chips de tortilla y mezcle bien. Justo antes de servir, sazona la ensalada con las tortillas trituradas y sirve inmediatamente.

¡Gustar!

Ensalada de frutas arcoíris

Ingredientes

Ensalada de frutas:

1 mango grande, pelado y cortado en cubos

2 tazas de arándanos

2 plátanos cortados en rodajas

2 tazas de fresas

2 tazas de uvas sin semillas

2 cucharadas. Jugo de limon

1 ½ cucharada. Estimado

2 tazas de uvas sin semillas

2 nectarinas sin pelar, cortadas en gajos

1 kiwi pelado, en rodajas

Salsa de naranja y miel:

1/3 taza de jugo de naranja sin azúcar

cuchara de té. Jengibre molido

una pizca de nuez moscada

Método

Agregue todos los ingredientes a un tazón grande y mezcle bien hasta que se incorporen todos los ingredientes. Refrigerar durante la noche y servir muy frío.

¡Gustar!

Ensalada de frutas del sol

Ingredientes:

3 kiwis cortados en trozos pequeños

320 onzas Trozos de piña en jugo

215 onzas Mandarinas escurridas, enlatadas en almíbar ligero

2 plátanos

Método

Mezcle todos los ingredientes en un tazón grande y refrigere durante al menos 2 horas. Sirve esta ensalada fría.

¡Gustar!

Ensalada de cítricos y frijoles negros

Ingredientes:

1 pomelo pelado, en rodajas

2 naranjas peladas, cortadas en rodajas

116 onzas. Tarro Escurrido De Frijoles Negros

½ taza de cebolla morada picada

½ aguacate en rodajas

2 cucharadas. Jugo de limon

Pimienta negra al gusto

Método

Mezcla todos los ingredientes en un tazón grande y sirve a temperatura ambiente.

¡Gustar!

Ensalada picante de pepino y cebolla

Ingredientes

2 pepinos, en rodajas finas

½ cucharadita. sal

cuchara de té. pimienta negra

2 cucharadas. Azúcar granulada

1/3 taza de vinagre de sidra

1 cebolla, en rodajas finas

1/3 taza de agua

Método

Coloca los pepinos y las cebollas alternativamente en un plato. Agrega los demás ingredientes a la licuadora y licúa hasta que quede suave. Enfriar el aderezo durante unas horas. Justo antes de servir, vierte la salsa sobre los pepinos y las cebollas y sirve inmediatamente.

¡Gustar!

Ensalada de la huerta con arándanos y remolacha

Ingredientes:

1 cabeza de lechuga romana

1 puñado de arándanos

1 onza. queso de cabra desmenuzado

2 remolachas asadas

5-6 tomates cherry

¼ taza de atún enlatado

Sal a gusto

Pimienta al gusto

Método

Coloque todos los ingredientes en una fuente para horno engrasada y cubra con papel de aluminio. Hornee en un horno precalentado a 250 grados F durante aproximadamente una hora. Déjalo enfriar un poco y sazona a tu gusto. Servir caliente.

¡Gustar!

Ensalada De Coliflor O Patata Falsa

Ingredientes

1 coliflor cada una, cocida y cortada en floretes

¼ de taza de leche descremada

6 cucharaditas. Brillar

¾ cucharada. vinagre de manzana

5 cucharadas mayonesa ligera

2 cucharaditas. Mostaza

Método

Combine todos los ingredientes excepto la coliflor y mezcle hasta que quede suave. Justo antes de servir, sazone la coliflor cocida con la salsa preparada y sirva caliente.

¡Gustar!

Ensalada de pepino y eneldo

Ingredientes:

1 taza de yogur griego bajo en grasa o sin grasa

Sal y pimienta para probar

6 tazas de pepino, en rodajas finas

½ taza de cebolla, cortada en rodajas finas

¼ taza de jugo de limón

2 dientes de ajo, picados

1/8 taza de eneldo

Método

Escurrir el exceso de agua del yogur y dejar enfriar unos 30 minutos. Agrega el yogur con los demás ingredientes y mezcla bien. Refrigera por aproximadamente una hora más y sirve muy frío.

¡Gustar!

Ensalada De Patata Falsa

Ingredientes

16 cucharadas mayonesa sin grasa

5 tazas de coliflor cocida, cortada en floretes

¼ taza de mostaza amarilla

¼ taza de apio picado

½ taza de pepino en rodajas

1 cucharada. semillas de mostaza amarilla

¼ de taza de pepinillos en cubitos

½ cucharadita. polvo de ajo

Método

Agregue todos los ingredientes a un tazón grande y mezcle bien hasta que se incorporen todos los ingredientes. Refrigerar durante la noche y servir muy frío. También puedes sustituir la coliflor por patatas, el plato queda igualmente delicioso.

¡Gustar!

Ensalada de patatas y pepino de Bonnie Auntie

Ingredientes

2-3 tazas de patatas nuevas

1 cucharada. cubo de eneldo

1 cucharada. mostaza de Dijon

taza de aceite de linaza

4 cebollines, picados

2 cucharaditas. eneldo, picado

cuchara de té. Pimienta

3-4 tazas de pepino

cuchara de té. sal

Método

Combine todos los ingredientes en un tazón grande y mezcle bien hasta que se incorporen todos los ingredientes, justo antes de servir. Servir inmediatamente.

¡Gustar!

Ensalada de espinacas con fruta

Ingredientes

½ taza de fresas en rodajas

¼ de taza de frambuesas

taza de salsa ligera de frambuesa y nueces Newman's

taza de arándanos

¼ de taza de almendras rebanadas

4 tazas de espinacas

¼ de taza de cebolla morada picada

Método

Agregue todos los ingredientes a un tazón grande y mezcle bien hasta que se incorporen todos los ingredientes. Refrigerar durante la noche y servir muy frío.

¡Gustar!

Ensalada de tubo

Ingredientes

1 taza de trigo bulgur

1 cebolla picada

4 chalotes, picados

Sal y pimienta para probar

2 tazas de hojas de perejil picado

vaso de jugo de limon

2 tazas de agua hirviendo

2 tomates medianos, cortados en cubitos

taza de aceite de oliva

1 taza de menta picada

Método

En una cacerola mediana, hierve el agua. Después de retirar del fuego, vierta la trompeta, cubra con una tapa hermética y reserve durante 30 minutos. Escurrir el exceso de agua. Agrega los ingredientes restantes y mezcla bien. Servir inmediatamente.

¡Gustar!

Ensalada BLT con aderezo de mayonesa de albahaca

Ingredientes

½ kilo de tocino

½ taza de mayonesa

2 cucharadas. vinagre de vino tinto

¼ taza de albahaca picada

1 cucharadita. Pimienta negro

1 cucharada. aceite de colza

1 libra de lechuga romana – lavada, seca y cortada en trozos pequeños

¼ de litro de tomates cherry

Método

Coloque el tocino en una sartén grande y profunda. Cocine a fuego medio-alto hasta que se dore uniformemente. En un tazón pequeño agregue el tocino escurrido reservado, la mayonesa, la albahaca y el vinagre y mezcle. Cubra y reserve a temperatura ambiente. En un tazón grande combine la lechuga romana, el tocino, los picatostes y los tomates. Vierta el aderezo sobre la ensalada. Atender.

¡Gustar!

Ensalada César a la plancha con cuchillo y tenedor

Ingredientes

1 baguette larga y delgada

¼ de taza de aceite de oliva, dividido

2 Ajos, cortados por la mitad

1 tomate pequeño

1 lechuga romana, desechando las hojas exteriores

Sal y pimienta negra molida gruesa al gusto

1 taza de aderezo para ensalada César o al gusto

½ taza de queso parmesano rallado

Método

Precalienta la parrilla a fuego lento y engrasa ligeramente la parrilla. Corte la baguette para hacer 4 rebanadas largas de aproximadamente 1/2 pulgada de grosor. Unte ligeramente cada lado cortado con aproximadamente la mitad del aceite de oliva. Ase las rebanadas de baguette en la parrilla precalentada hasta que estén ligeramente crujientes, de 2 a 3 minutos por lado. Frote cada lado de las rebanadas de baguette con el lado cortado del ajo y el lado cortado de los tomates. Unte 2 lados cortados de los cuartos de lechuga con el aceite de oliva restante. Sazone cada uno con salsa César.

¡Gustar!

Ensalada romana de fresas

Ingredientes:

1 lechuga romana, lavada, seca y picada

2 manojos de espinacas, lavadas, secas y picadas

2 litros de fresas cortadas en rodajas

1 cebolla bermuda

½ taza de mayonesa

2 cucharadas. vinagre de vino blanco

1/3 taza de azúcar blanca

vaso de leche

2 cucharadas. semillas de amapola

Método

En una ensaladera grande, combine la lechuga romana, las espinacas, las fresas y la cebolla en rodajas. En un recipiente con tapa hermética, mezcla la mayonesa, el vinagre, el azúcar, la leche y las semillas de amapola. Agita bien y vierte el aderezo sobre la ensalada. Mezcle hasta que esté cubierto uniformemente. Servir inmediatamente.

¡Gustar!

ensalada griega

Ingredientes:

1 lechuga romana seca

6 onzas de aceitunas negras sin hueso

1 pimiento verde, picado

1 cebolla morada, en rodajas finas

6 cucharadas Aceite

1 pimiento rojo, picado

2 tomates grandes, picados

1 pepino, rebanado

1 taza de queso feta desmenuzado

1 cucharadita. Orégano seco

1 limon

Método

En una ensaladera grande se mezclan bien la lechuga romana, la cebolla, las aceitunas, los pimientos, el pepino, los tomates y el queso. Mezclar el aceite de oliva, el jugo de limón, el orégano y la pimienta negra. Vierte el aderezo sobre la ensalada, mezcla y sirve.

¡Gustar!

Ensalada de fresas y queso feta

Ingredientes

1 taza de almendras rebanadas

2 dientes de ajo, picados

1 cucharadita. Miel 1 taza de aceite vegetal

1 lechuga romana,

1 cucharadita. mostaza de Dijon

¼ taza de vinagre de frambuesa

2 cucharadas. Vinagre balsámico

2 cucharadas. azúcar morena

1 litro de fresas cortadas en rodajas

1 taza de queso feta desmenuzado

Método

En una sartén calienta el aceite a fuego medio-alto, cocina las almendras, revolviendo constantemente, hasta que estén ligeramente tostadas. Alejar del calor. En un bol preparar el aderezo combinando el vinagre balsámico, el azúcar moreno y el aceite vegetal. En un tazón grande, combine las almendras, el queso feta y la lechuga romana. Justo antes de servir, sazona la ensalada con el aderezo.

¡Gustar!

ensalada de carne

Ingredientes

1 libra de solomillo

1/3 taza de aceite de oliva

3 cucharadas vinagre de vino tinto

2 cucharadas. Jugo de limon

1 diente de ajo, picado

½ cucharadita. sal

1/8 cucharadita. Pimienta negro

1 cucharadita. salsa inglesa

1 zanahoria, en rodajas

½ taza de cebolla morada rebanada

¼ taza de aceitunas verdes rellenas en rodajas

Método

Precalienta la parrilla a fuego alto. Coloca el bistec en la parrilla y cocina 5 minutos por cada lado. Retirar del fuego y dejar reposar hasta que se enfríe. En un tazón pequeño, mezcle el aceite de oliva, el vinagre, el jugo de limón, el ajo, la sal, la pimienta y la salsa inglesa. Agrega el queso. Después de eso, tapar y volver a guardar la salsa en el frigorífico. Justo antes de servir, vierte la salsa sobre el bistec. Sirva con picatostes de pan francés asados.

¡Gustar!

Ensalada De Almendras Y Mandarina

Ingredientes:

1 lechuga romana

11 onzas de mandarinas, escurridas

6 cebollas verdes, en rodajas finas

½ taza de aceite de oliva 1 cda. azucar blanca

1 cucharadita. Hojuelas de pimiento picado

2 cucharadas. azucar blanca

½ taza de almendras rebanadas

¼ vaso de vinagre de vino tinto

Pimienta negra molida al gusto

Método

En un tazón grande, combine la lechuga romana, las naranjas y las cebolletas. En una cacerola, agrega el azúcar y revuelve mientras el azúcar comienza a disolverse. Revuelva continuamente. Agrega las almendras y mezcla hasta cubrir. Pon las almendras boca abajo en un plato y déjalas enfriar. Combine aceite de oliva, vinagre de vino tinto, una cucharada. azúcar, hojuelas de pimiento rojo y pimienta negra en un frasco con tapa hermética. Antes de servir, mezcle la lechuga con el aderezo para ensalada hasta que esté cubierta. Transfiera a un plato y sirva espolvoreado con almendras azucaradas. Servir inmediatamente.

¡Gustar!

Ensalada tropical con vinagreta de piña

Ingredientes

6 rebanadas de tocino

¼ taza de jugo de piña

3 cucharadas vinagre de vino tinto

taza de aceite de oliva

Pimienta negra recién molida al gusto

Sal a gusto

Paquete de 10 onzas de lechuga romana rallada

1 taza de piña picada

½ taza de nueces de macadamia picadas y tostadas

3 cebollas verdes picadas

¼ de taza de hojuelas de coco tostado

Método

Coloque el tocino en una sartén grande y profunda. Cocine a fuego medio-alto hasta que se dore uniformemente, aproximadamente 10 minutos. Escurrir y desmenuzar el tocino. Combine el jugo de piña, el vinagre de vino tinto, el aceite de oliva, la pimienta y la sal en un frasco con tapa. Tapar para agitar bien. Mezclar los ingredientes restantes y agregar la salsa. Decorar con coco tostado. Servir inmediatamente.

¡Gustar!

Ensalada de espinacas y moras

Ingredientes

3 tazas de espinacas tiernas, lavadas y escurridas

1 litro de moras frescas

1 litro de tomates cherry

1 cebolla verde, en rodajas

¼ taza de nueces picadas

6 onzas de queso feta desmenuzado

½ taza de flores comestibles

Salsa de tocino o vinagre balsámico de tu elección

Método

Mezcle las espinacas, las moras, los tomates cherry, el cebollino y las nueces mezclándolos. Agrega el queso y voltea nuevamente. Esta ensalada sabe bien; con o sin aderezo para ensalada. Si desea agregar un aderezo, use aderezo de tocino o abundante vinagre balsámico de su elección. Antes de servir, decora con tus flores comestibles favoritas.

¡Gustar!

Ensalada de verduras con queso suizo

Ingredientes

1 taza de cebolla verde, en rodajas

1 taza de apio, en rodajas

1 taza de pimiento verde

1 taza de aceitunas rellenas de pimiento

6 tazas de lechuga picada

1/3 taza de aceite vegetal vegetal

2 tazas de queso suizo rallado

2 cucharadas. vinagre de vino tinto

1 cucharada. mostaza de Dijon

Sal y pimienta para probar

Método

Combine las aceitunas, la cebolla, el apio y el pimiento verde en una ensaladera y mezcle bien. Mezcle aceite, mostaza y vinagre en un tazón pequeño. Sazone el condimento con sal y pimienta. Espolvorea la salsa sobre las verduras. Refrigere durante la noche o varias horas. Antes de servir, forrar el plato con hojas de lechuga. Mezclar el queso con las verduras. Coloca la ensalada sobre la lechuga. Cubrir con queso rallado. Servir inmediatamente.

¡Gustar!

Sabrosa ensalada de zanahoria

Ingredientes

2 kg de zanahorias, peladas y cortadas en rodajas finas diagonales

½ taza de almendras en rodajas

1/3 taza de arándanos secos

2 tazas de rúcula

2 dientes de ajo, picados

1 paquete de queso azul danés desmenuzado

1 cucharada. vinagre de manzana

¼ de taza de aceite de oliva virgen extra

1 cucharadita. Estimado

1-2 pizcas de pimienta negra recién molida

Sal a gusto

Método

Combine las zanahorias, el ajo y las almendras en un bol. Agrega un poco de aceite de oliva y mezcla bien. Añadir sal y pimienta al gusto. Transfiera la mezcla a una bandeja para hornear y hornee en un horno precalentado durante 30 minutos a 400 grados F o 200 grados C. Retirar del horno cuando los bordes se doren y dejar enfriar. Transfiera la mezcla de zanahoria a un bol. Agrega la miel, el vinagre, los arándanos y el queso y mezcla bien. Agrega la rúcula y sirve inmediatamente.

¡Gustar!

Ensalada de verduras marinadas

Ingredientes

1 lata de guisantes pequeños, escurridos

1 lata de judías verdes francesas, escurridas

1 lata de maíz blanco o clavijas para zapatos, escurridas

1 cebolla mediana, en rodajas finas

¾ taza de apio finamente picado

2 cucharadas. pimienta de Jamaica picada

½ vaso de vinagre de vino blanco

½ taza de aceite vegetal

taza de azúcar

½ cucharadita. Pimienta 1/2 cucharadita. sal

Método

Tome un tazón grande y mezcle los guisantes, el maíz y los frijoles. Agrega el apio, la cebolla y el pimiento y mezcla bien la mezcla. Consigue una sartén. Agregue todos los demás ingredientes y deje hervir. Revuelve constantemente hasta que el azúcar se disuelva. Vierta la salsa sobre la mezcla de verduras. Cubra el recipiente con una tapa y refrigere durante la noche. Puedes conservarlo durante varios días en el frigorífico. Servir frío.

¡Gustar!

Ensalada de maíz colorido asado

Ingredientes

8 Maíz fresco con cáscara 1 Pimiento rojo, cortado en cubitos

1 pimiento verde, cortado en cubitos

1 cebolla morada, picada

1 taza de cilantro fresco picado

½ taza de aceite de oliva

4 dientes de ajo, machacados y luego picados

3 limones

1 cucharadita. azucar blanca

Sal y pimienta para probar

1 cucharada. salsa picante

Método

Toma una cacerola grande y coloca el maíz en ella. Vierte el agua y deja el maíz en remojo durante 15 minutos. Retire las fibras de las hojas de maíz y reserve. Coge una parrilla y precaliéntala a temperatura alta. Coloca el maíz en la parrilla y cocina por 20 minutos. Darles la vuelta de vez en cuando. Deje enfriar y deseche las cáscaras. Toma una licuadora y vierte el aceite de oliva, el jugo de limón, la salsa picante y mezcla. Agrega el cilantro, el ajo, el azúcar, la sal y la pimienta. Licue para formar una mezcla suave. Espolvorea el maíz. Servir inmediatamente.

¡Gustar!

Pepino Cremoso

Ingredientes

3 pepinos, pelados y cortados en rodajas finas

1 cebolla, rebanada

2 tazas de agua

¾ taza de crema espesa

¼ de taza de vinagre de sidra

Perejil fresco picado, opcional

taza de azúcar

½ cucharadita. sal

Método

Agrega agua y sala el pepino y la cebolla, déjalos en remojo durante al menos 1 hora. Escurrir el exceso de agua. Batir la nata y el vinagre en un bol hasta que quede suave. Agrega los pepinos marinados y la cebolla. Mezcle bien para cubrir uniformemente. Refrigere por unas horas. Antes de servir, espolvorear con perejil.

¡Gustar!

Ensalada de champiñones y tomates marinados

Ingredientes

12 onzas de tomates cherry, cortados por la mitad

1 paquete de champiñones frescos

2 cebollas verdes en rodajas

taza de vinagre balsámico

1/3 taza de aceite vegetal vegetal

1 ½ cucharadita. azucar blanca

½ cucharadita. Pimienta negro

½ cucharadita. sal

½ taza de albahaca fresca picada

Método

En un bol, bata el vinagre balsámico, el aceite, la pimienta, la sal y el azúcar hasta que quede suave. Tome otro tazón grande y mezcle los tomates, las cebollas, los champiñones y la albahaca. Jugar bien. Agregue los condimentos y cubra las verduras de manera uniforme. Cubra el recipiente y refrigere durante 3-5 horas. Servir frío.

¡Gustar!

ensalada de frijoles

Ingredientes

1 lata de guisantes de carita, lavados y escurridos

1 bote de garbanzos o garbanzos, lavados y escurridos

1 lata de judías verdes

1 lata de judías verdes, escurridas

¼ taza de pimiento verde en juliana

8 cebollas verdes, en rodajas

½ taza de vinagre de sidra

taza de aceite de canola

taza de azúcar

½ cucharadita. sal

Método

Combine los granos en un tazón grande. Agrega el pimiento verde y la cebolla a los frijoles. En un frasco tapado, mezcle el vinagre de sidra, el azúcar, el aceite y la sal para formar un aderezo suave. Deja que el azúcar se disuelva completamente en la salsa. Vierta sobre la mezcla de frijoles y mezcle bien. Cubra la mezcla y refrigere durante la noche.

¡Gustar!

Ensalada de remolacha con ajo

Ingredientes

6 Remolachas, cocidas, peladas y cortadas en rodajas

3 cucharadas Aceite

2 cucharadas. vinagre de vino tinto

2 dientes de ajo

Sal a gusto

Rodajas de cebollino, algunas para decorar

Método

Combine todos los ingredientes en un tazón y mezcle bien. Servir inmediatamente.

¡Gustar!

maíz marinado

Ingredientes

1 taza de maíz congelado

2 cebollas verdes, en rodajas finas

1 cucharada. Pimiento verde picado

1 hoja de lechuga, opcional

¼ taza de mayonesa

2 cucharadas. Jugo de limon

cuchara de té. Mostaza

cuchara de té. azúcar

1-2 pizcas de pimienta recién molida

Método

Mezcle la mayonesa con el jugo de limón, la mostaza en polvo y el azúcar en un tazón grande. Batir bien hasta que quede suave. Agregue el maíz, el pimiento verde y la cebolla a la mayonesa. Sazona la mezcla son sal y pimienta. Cubra y refrigere durante la noche o al menos 4-5 horas. Antes de servir, forrar el plato con lechuga y colocar encima la ensalada.

¡Gustar!

ensalada de guisantes

Ingredientes

8 rebanadas de tocino

1 paquete de guisantes congelados, descongelados y escurridos

½ taza de apio picado

½ taza de cebolla verde picada

2/3 taza de crema

1 taza de anacardos picados

Sal y pimienta para probar

Método

Coloque el tocino en una sartén grande y cocine a fuego medio a medio hasta que ambos lados estén dorados. Escurre el exceso de aceite con una toalla de papel y desmenuza el tocino. Déjalo a un lado. Mezcla el apio, los guisantes, el cebollino y la nata en un bol mediano. Mezclar bien con mano delicada. Agregue anacardos y tocino a la ensalada antes de servir. Servir inmediatamente.

¡Gustar!

Ensalada de nabos

Ingredientes

¼ de taza de pimiento rojo dulce, picado

4 tazas de nabos pelados y picados

¼ de taza de cebolla verde

¼ taza de mayonesa

1 cucharada. Vinagre

2 cucharadas. azúcar

cuchara de té. Pimienta

cuchara de té. sal

Método

Consigue un cuenco. Mezclar el pimiento, la cebolla y mezclar. Coge otro bol para preparar la salsa. Mezclar mayonesa, vinagre, azúcar, sal y pimienta y mezclar bien. Vierte la mezcla sobre las verduras y mezcla bien. Coge los nabos en un bol, añade esta mezcla a los nabos y mezcla bien. Refrigere las verduras durante la noche o durante varias horas. Más marinada incorporará más sabor. Servir frío.

¡Gustar!

Ensalada de manzana y aguacate

Ingredientes

1 paquete de verde bebé

¼ de taza de cebolla morada, picada

½ taza de nueces picadas

1/3 taza de queso azul desmenuzado

2 cucharaditas. Cascara de limón

1 manzana, pelada, sin corazón y cortada en rodajas

1 aguacate, pelado, deshuesado y picado

4 mandarinas en jugo

½ limón, exprimido

1 diente de ajo picado

2 cucharadas. Aceite de oliva Sal al gusto

Método

Mezclar en un bol las verduras, las nueces, la cebolla morada, el queso azul y la ralladura de limón. Mezclar bien la mezcla. Batir vigorosamente el jugo de mandarina, la ralladura de limón, el jugo de limón, el ajo picado y el aceite de oliva. Sazone la mezcla con sal. Vierta sobre la ensalada y mezcle. Agrega la manzana y el aguacate al bol y mezcla antes de servir la ensalada.

¡Gustar!

Ensalada de maíz, frijoles y cebolla

Ingredientes

1 lata de maíz entero, lavado y escurrido

1 lata de guisantes, lavados y escurridos

1 lata de judías verdes, escurridas

1 bote de pimientos, escurridos

1 taza de apio finamente picado

1 cebolla, finamente picada

1 pimiento verde, finamente picado

1 taza de azúcar

½ taza de vinagre de sidra

½ taza de aceite de colza

1 cucharadita. sal

½ cucharadita. Pimienta

Método

Tome una ensaladera grande y mezcle la cebolla, el pimiento verde y el apio. Déjalo a un lado. Coge una cacerola y vierte el vinagre, el aceite, el azúcar, la sal y la pimienta y deja que hierva. Retirar del fuego y dejar enfriar la mezcla. Espolvoree sobre las verduras y revuelva para cubrirlas uniformemente. Refrigere por varias horas o por toda la noche. Servido frío.

¡Gustar!

Ensalada vegetariana italiana

Ingredientes

1 lata de corazones de alcachofa, escurridos y en cuartos

5 tazas de lechuga romana, lavada, seca y picada

1 pimiento rojo, cortado en tiras

1 zanahoria 1 cebolla morada, en rodajas finas

taza de aceitunas negras

taza de aceitunas verdes

½ pepino

2 cucharadas. Queso romano rallado

1 cucharadita. Tomillo fresco picado

½ taza de aceite de colza

1/3 taza de vinagre de estragón

1 cucharada. azucar blanca

½ cucharadita. Mostaza en polvo

2 dientes de ajo, picados

Método

Tome un recipiente mediano con tapa hermética. Agrega el aceite de colza, el vinagre, la mostaza seca, el azúcar, el tomillo y el ajo. Tapa el recipiente y bate vigorosamente hasta formar una mezcla homogénea. Transfiera la mezcla a un bol y agregue los corazones de alcachofa. Refrigere y deje marinar durante la noche. Coge un bol grande y mezcla la lechuga, la zanahoria, el pimiento rojo, la cebolla morada, la aceituna, el pepino y el queso. Agite suavemente. Agrega sal y pimienta para sazonar. Mezclar con alcachofas. Dejar marinar durante cuatro horas. Servir frío.

¡Gustar!

Ensalada de fideos de mar

Ingredientes

1 paquete de pasta tricolor

3 tallos de apio

1 libra de carne de cangrejo de imitación

1 taza de guisantes congelados

1 taza de mayonesa

½ cucharada. azucar blanca

2 cucharadas. vinagre blanco

3 cucharadas leche

1 cucharadita. sal

cuchara de té. Pimienta negro

Método

Hervir una cacerola con abundante agua con sal, agregar la pasta y cocinar por 10 minutos. Cuando la pasta esté hirviendo, añade los guisantes y la carne de cangrejo. En un tazón grande, mezcle los demás ingredientes mencionados y reserve por un tiempo. Agrega los guisantes, la carne de cangrejo y la pasta. Servir inmediatamente.

¡Gustar!

Ensalada de verduras a la parrilla

Ingredientes

1 kilo de espárragos recién cortados

2 calabacines, cortados por la mitad a lo largo y recortados al final

2 calabacines amarillos

1 cebolla morada grande en rodajas

2 pimientos rojos, partidos por la mitad y sin semillas.

½ taza de aceite de oliva virgen extra

vaso de vinagre de vino tinto

1 cucharada. mostaza de Dijon

1 diente de ajo picado

Sal y pimienta negra molida al gusto

Método

Calienta y asa las verduras durante 15 minutos, luego retira las verduras de la parrilla y córtalas en trozos pequeños. Agrega los demás ingredientes y mezcla la ensalada para que todos los condimentos queden bien mezclados. Servir inmediatamente.

¡Gustar!

Deliciosa ensalada de maíz de verano

Ingredientes

6 mazorcas de maíz, peladas y completamente limpias

3 tomates grandes cortados en trozos

1 cebolla grande, picada

¼ taza de albahaca fresca picada

taza de aceite de oliva

2 cucharadas. vinagre blanco

Sal y pimienta

Método

Coge una cacerola grande, añade agua y sal y deja hervir. Cuece el maíz en esta agua hirviendo y agrega todos los ingredientes enumerados. Mezclar bien la mezcla y refrigerar. Servir frío.

¡¡Gustar!!

Ensalada crujiente de guisantes con caramelo

Ingredientes

8 rebanadas de tocino

1 paquete de guisantes secos congelados

½ taza de apio picado

½ taza de cebolla verde picada

2/3 taza de crema

1 taza de anacardos picados

Sal y pimienta a tu gusto.

Método

Freír el tocino en una sartén a fuego medio hasta que esté dorado. Mezclar los demás ingredientes, excepto los anacardos, en un bol. Finalmente, agrega el tocino y los anacardos a la mezcla. Mezclar bien y servir inmediatamente.

¡Gustar!

Ensalada Mágica De Frijoles Negros

Ingredientes

1 lata de frijoles negros, lavados y escurridos

2 latas de maíz seco

8 cebollas verdes picadas

2 chiles jalapeños, sin semillas y picados

1 pimiento verde picado

1 aguacate, pelado, sin hueso y picado.

1 bote de pimientos más

3 tomates, sin semillas y cortados en trozos

1 taza de cilantro fresco picado

1 limón exprimido

½ taza de aderezo italiano para ensalada

½ cucharadita. sal de ajo sazonada

Método

Coge un bol grande y coloca todos los ingredientes en él. Mezclar bien para que se mezclen bien. Servir inmediatamente.

¡Gustar!

Muy buena ensalada griega

Ingredientes

3 tomates maduros grandes cortados en trozos

2 pepinos, pelados y picados

1 cebolla morada pequeña, picada

taza de aceite de oliva

4 cucharaditas. jugo de limon

½ cucharadita. Orégano seco

Sal y pimienta para probar

1 taza de queso feta desmenuzado

6 aceitunas negras griegas, sin hueso y en rodajas

Método

Coge un bol mediano y mezcla muy bien los tomates, el pepino y la cebolla y deja la mezcla durante cinco minutos. Espolvorea la mezcla con aceite de oliva, jugo de limón, orégano, sal, pimienta, queso feta y aceitunas. Retirar del horno y servir inmediatamente.

¡¡Gustar!!

Increíble ensalada tailandesa de pepino

Ingredientes

3 pepinos grandes pelados que deben cortarse en rodajas de ¼ de pulgada y quitarse las semillas

1 cucharada. sal

½ taza de azúcar blanca

½ taza de vinagre de arroz

2 chiles jalapeños picados

¼ de taza de cilantro picado

½ taza de maní picado

Método

Combine todos los ingredientes en un tazón grande y mezcle bien. Sazone al gusto y sirva frío.

¡Gustar!

Ensalada alta en proteínas de tomate y albahaca

Ingredientes

4 tomates maduros grandes, rebanados

1 kilo de mozzarella fresca, mozzarella en rodajas

1/3 taza de albahaca fresca

3 cucharadas aceite de oliva virgen extra

Sal marina fina

Pimienta negra recién molida

Método

En un plato alterna y superpone las rodajas de tomate y mozzarella. Por último, espolvorear con un chorrito de aceite de oliva, sal marina fina y pimienta. Sirva fresco, sazonado con hojas de albahaca.

¡Gustar!

Ensalada rápida de aguacate y pepino

Ingredientes

2 pepinos medianos, cortados en cubitos

2 cubos de aguacate

4 cucharadas cilantro fresco picado

1 diente de ajo picado

2 cucharadas. cebolla verde picada

cuchara de té. sal

pimienta negra

limon grande

1 limon

Método

Toma los pepinos, el aguacate y el cilantro y mezcla bien. Por último, añade el pimiento, el limón, la lima, la cebolla y el ajo. Juega bien. Servir inmediatamente.

¡Gustar!

Ensalada de cebada con tomates y queso feta

Ingredientes

1 taza de fideos de cebada crudos

taza de aceitunas verdes sin hueso

1 taza de queso feta en cubos

3 cucharadas Presley fresco picado

1 tomate maduro picado

taza de aceite de oliva virgen

vaso de jugo de limon

Sal y pimienta

Método

Cocine la cebada según las instrucciones del fabricante. Coge un bol y mezcla muy bien la cebada, las aceitunas, el perejil, el eneldo y el tomate. Finalmente, sazona con sal y pimienta y agrega el queso feta por encima. Servir inmediatamente.

¡Gustar!

Ensalada inglesa de pepino y tomate

Ingredientes

8 tomates romanos o datterinos

1 pepino inglés, pelado y picado

1 taza de jícama, pelada y picada

1 pimiento amarillo pequeño

½ taza de cebolla morada, picada

3 cucharadas Jugo de limon

3 cucharadas aceite de oliva virgen extra

1 cucharada. Perejil seco

1-2 pizcas de pimienta

Método

Combine los tomates, los pimientos, el pepino, la jícama y la cebolla morada en un tazón. Jugar bien. Vierte el aceite de oliva, el jugo de limón y cubre la mezcla. Espolvorea el perejil y mezcla. Sazónelo con sal y pimienta. Servir inmediatamente o frío.

¡Gustar!

Ensalada de berenjenas de la abuela

Ingredientes

1 berenjena

4 tomates, cortados en cubitos

3 huevos, cocidos, en cubitos

1 cebolla, finamente picada

½ taza de aderezo para ensalada francesa

½ cucharadita. Pimienta

Sal, para condimentar, opcional.

Método

Lavar las berenjenas y cortarlas por la mitad a lo largo. Coge una bandeja para horno y engrasa con aceite de oliva. Coloque las berenjenas con el lado cortado hacia abajo sobre la bandeja para hornear engrasada. Hornee durante 30 a 40 minutos a 350 grados F. Retire y deje enfriar. Pelar las berenjenas. Córtelos en cubos pequeños. Tome un tazón grande y transfiera las berenjenas a él. Agrega la cebolla, los tomates, los huevos, los condimentos, la pimienta y la sal. Jugar bien. Congelar durante al menos 1 hora en el frigorífico y servir.

¡Gustar!

Ensalada de zanahoria, tocino y brócoli

Ingredientes

2 cabezas de brócoli fresco, picado

½ kilo de tocino

1 manojo de cebollas verdes, picadas

½ taza de zanahoria picada

½ taza de pasas, opcional

1 taza de mayonesa

½ taza de vinagre blanco destilado

1-2 pizcas de pimienta

Sal a gusto

Método

Fríe el tocino en una sartén grande y profunda a fuego medio-alto hasta que esté dorado. Escurrir y desmenuzar. Combine el brócoli, las cebollas verdes, las zanahorias y el tocino en un tazón grande. Agrega sal y pimienta. Comience correctamente. Coge un recipiente o bol pequeño y añade la mayonesa y el vinagre y bate. Transfiera el aderezo a la mezcla de verduras. Sazone las verduras con una mano delicada. Refrigere por al menos 1 hora y sirva.

¡Gustar!

Ensalada de pepino y tomate con crema agria

Ingredientes

3-4 pepinos, pelados y rebanados

2 hojas de lechuga, para decoración, opcional

5-7 rodajas de tomate,

1 cebolla, cortada en rodajas finas

1 cucharada. Cebollino picado

½ taza de crema

2 cucharadas. vinagre blanco

½ cucharadita. semillas de eneldo

cuchara de té. Pimienta

una pizca de azucar

1 cucharadita. sal

Método

Coloca las rodajas de pepino en un bol y espolvorea con sal. Marinar durante 3-4 horas en el frigorífico. Retira el pepino y lávalo. Escurre todo el líquido y transfiérelo a una ensaladera grande. Agrega la cebolla y reserva. Coge un bol pequeño y mezcla el vinagre, la nata, el cebollino, las semillas de eneldo, la pimienta y el azúcar. Licua la mezcla y vierte sobre la mezcla de pepino. Agite suavemente. Acomoda bien el plato con la lechuga y los tomates. Servir inmediatamente.

¡Gustar!

Ensalada de tortellini con tomate

Ingredientes

1 kilo de pasta tortellini

3 tomates pelados cortados por la mitad

3 onzas de salami duro, en cubos

2/3 taza de apio en rodajas

¼ taza de aceitunas negras en rodajas

½ taza de pimiento rojo

1 cucharada. Cebolla morada, picada

1 cucharada. Pasta de tomate

1 diente de ajo picado

3 cucharadas vinagre de vino tinto

3 cucharadas Vinagre balsámico

2 cucharaditas. mostaza de Dijon

1 cucharadita. Estimado

1/3 taza de aceite de oliva

1/3 taza de aceite vegetal vegetal

¾ taza de provolone rallado

¼ taza de perejil fresco picado

1 cucharadita. Romero fresco picado

1 cucharada. Jugo de limon

Pimienta y sal al gusto

Método

Cocine la pasta según las instrucciones del paquete. Vierta agua fría y escurra. Déjalo a un lado. En una parrilla, cocine los tomates hasta que la piel esté parcialmente ennegrecida. Ahora haz puré el tomate en la licuadora. Agrega la pasta de tomate, los vinagres, el ajo, la miel y la mostaza y vuelve a mezclar. Agrega poco a poco el aceite de oliva y el aceite vegetal y bate hasta que quede suave. Agrega sal y pimienta. Combine la pasta con todas las verduras, las hierbas, el salami y el jugo de limón en un bol. Vierta la salsa y mezcle bien. Atender.

¡Gustar!

Brócoli y Tocino en Salsa de Mayonesa

Ingredientes

1 manojo de brócoli, cortado en floretes

½ cebolla morada pequeña, finamente picada

1 taza de mozzarella rallada

8 tiras de tocino, cocidas y desmenuzadas

½ taza de mayonesa

1 cucharada. vinagre de vino blanco

taza de azúcar

Método

Coloque el brócoli, el tocino cocido, la cebolla y el queso en una ensaladera grande. Mezclar con mano delicada. Cubrir y reservar. Mezcla mayonesa, vinagre y azúcar en un recipiente pequeño. Batir continuamente hasta que el azúcar se disuelva y forme una mezcla homogénea. Vierta el aderezo sobre la mezcla de brócoli y cubra uniformemente. Servir inmediatamente.

¡Gustar!

Ensalada de pollo con crema de pepino

Ingredientes

2 latas de nuggets de pollo, escurridos de su jugo

1 taza de uvas verdes sin semillas, cortadas por la mitad

½ taza de nueces o almendras picadas

½ taza de apio picado

1 lata de mandarinas escurridas

¾ taza de aderezo cremoso de pepino para ensalada

Método

Tome una ensaladera grande y profunda. Transfiera el pollo, el apio, las uvas, las naranjas y las nueces o almendras de su elección. Agite suavemente. Agregue el aderezo para ensalada de pepino. Cubra la mezcla de pollo y verduras uniformemente con la salsa cremosa. Servir inmediatamente.

¡Gustar!

Verduras con salsa de rábano picante

Ingredientes

¾ taza de floretes de coliflor

taza de pepino

¼ de taza de tomates sin semillas picados

2 cucharadas. Rábanos en rodajas

1 cucharada. Cebolla verde en rodajas

2 cucharadas. Apio cortado en cubos

¼ taza de queso americano cortado en cubitos

Para el aderezo:

2 cucharadas. mayonesa

1-2 cucharadas azúcar

1 cucharada. Rábano picante listo

1/8 cucharadita. Pimienta

cuchara de té. sal

Método

Mezcle la coliflor, el pepino, el tomate, el apio, el rábano, la cebolla verde y el queso en un tazón grande. Déjalo a un lado. Toma un tazón pequeño. Mezclar mayonesa, azúcar, rábano picante hasta que el azúcar se disuelva y forme una mezcla homogénea. Vierte la salsa sobre las verduras y mezcla bien. Refrigere durante 1-2 horas. Servir frío.

¡Gustar!

Ensalada de guisantes y pasta

Ingredientes

1 taza de pasta

2 tazas de guisantes congelados

3 huevos

3 cebollas verdes, picadas

2 tallos de apio, picados

¼ de taza de aderezo para ensalada Ranch

1 cucharadita. azucar blanca

2 cucharaditas. vinagre de vino blanco

2 pepinillos dulces

1 taza de queso cheddar rallado

¼ Pimienta negra recién molida

Método

Cuece la pasta en agua hirviendo. Añade una pizca de sal. Cuando termine, enjuague con agua fría y escurra. Coge una cacerola y llénala con agua fría. Agrega los huevos y deja que hierva. Retirar del fuego y tapar. Deje reposar los huevos en agua tibia durante 10 a 15 minutos. Saca los huevos del agua tibia y déjalos enfriar. Pelar la piel y picarla. Tome un tazón pequeño y mezcle el aderezo para ensalada, el vinagre y el azúcar. Mezclar bien y sazonar con sal y pimienta negra recién molida. Agrega la pasta, los huevos, las verduras y el queso. Vierta la salsa y mezcle. Servir frío.

¡Gustar!

Ensalada colorida de pepperoni

Ingredientes

1 pimiento verde, cortado en juliana

1 pimiento amarillo dulce, cortado en juliana

1 pimiento rojo dulce, cortado en juliana

1 pimiento morado, cortado en juliana

1 cebolla morada cortada en juliana

1/3 taza de vinagre

taza de aceite de canola

1 cucharada. azúcar

1 cucharada. Albahaca fresca picada

cuchara de té. sal

Una pizca de pimienta

Método

Tome un tazón grande y mezcle todos los chiles y mezcle bien. Agrega la cebolla y mezcla nuevamente. Toma otro bol y agrega los demás ingredientes y mezcla la mezcla vigorosamente. Vierta la salsa sobre la mezcla de pimiento y cebolla. Mezclar bien para cubrir las verduras. Cubra la mezcla y refrigere durante la noche. Servir frío.

¡Gustar!

Ensalada de pollo, tomates secos y piñones con queso

Ingredientes

1 pan italiano cortado en cubitos

8 Tiras De Pollo A La Parrilla Parrilla

½ taza de piñones

1 taza de tomates secados al sol

4 cebollas verdes cortadas en trozos de 1,2 cm

2 paquetes de ensalada mixta

3 cucharadas aceite de oliva virgen extra

½ cucharadita. sal

½ cucharadita. Pimienta negra recién molida

1 cucharadita. polvo de ajo

8 onzas de queso feta, desmenuzado

1 taza de vinagreta balsámica

Método

Mezclar el pan italiano y el aceite de oliva. Sazone con sal, ajo en polvo y sal. Coloque la mezcla en una sola capa en un molde engrasado de 9 por 13 pulgadas. Colócalo en la parrilla precalentada y cocina hasta que esté dorado y tostado. Retirar del horno y dejar enfriar. En una sartén forrar los piñones y colocarlos en la rejilla inferior del horno de carne y tostarlos con cuidado. En un bol pequeño, toma agua caliente y remoja los tomates secados al sol hasta que estén suaves. Cortar los tomates. En una ensaladera, mezcle todos los vegetales verdes; agrega los tomates, los piñones, los picatostes, el pollo asado, la vinagreta y el queso. Jugar bien. Atender.

¡Gustar!

Ensalada de tomate y mozarella

Ingredientes

¼ vaso de vinagre de vino tinto

1 diente de ajo picado

2/3 taza de aceite de oliva Aceitunas

1 litro de tomates cherry cortados por la mitad

1 ½ tazas de mozzarella semidesnatada cortada en cubitos

¼ taza de cebolla picada

3 cucharadas Albahaca fresca picada

Pimienta al gusto

½ cucharadita. sal

Método

Toma un tazón pequeño. Agrega el vinagre, el ajo picado, la sal y la pimienta y revuelve hasta que la sal se disuelva. Agrega el aceite y bate la mezcla hasta que quede suave. En un bol grande añade los tomates, el queso, la cebolla, la albahaca y mezcla con mano suave. Agrega la salsa y mezcla bien. Cubra el recipiente y refrigere durante 1 a 2 horas. Revuelva de vez en cuando. Servir frío.

¡Gustar!

Ensalada picante de calabacín

Ingredientes

1 ½ cucharada. semillas de sésamo

¼ taza de caldo de pollo

3 cucharadas pasta de miso

2 cucharadas. Salsa de soya

1 cucharada. Vinagre de arroz

1 cucharada. Limonada

½ cucharadita. salsa de chile tailandés

2 cucharaditas. azúcar morena

½ taza de cebolla verde picada

¼ de taza de cilantro picado

6 calabacines, cortados en juliana

2 hojas de Nori, cortadas en rodajas finas

2 cucharadas. almendras rebanadas

Método

Coloca las semillas de sésamo en una sartén y coloca a fuego medio. Cocine por 5 minutos. Revuelva continuamente. Tostar ligeramente. Combine el caldo de pollo, la salsa de soja, la pasta de miso, el vinagre de arroz, el jugo de limón, el azúcar moreno, la salsa picante, las cebolletas y el cilantro en un tazón y mezcle. En una ensaladera grande, mezcle los calabacines y los condimentos para sazonar uniformemente. Decora los calabacines con semillas de sésamo tostadas, almendras y nori. Servir inmediatamente.

¡Gustar!

Ensalada de tomate y espárragos

Ingredientes

1 libra de espárragos frescos, cortados en trozos de 1 pulgada

4 tomates, cortados en gajos

3 tazas de champiñones frescos, rebanados

1 pimiento verde, cortado en juliana

¼ taza de aceite vegetal

2 cucharadas. vinagre de manzana

1 diente de ajo picado

1 cucharadita. Hojas secas de artemisa

cuchara de té. Molino de pimienta

cuchara de té. sal

cuchara de té. Pimienta

Método

En una sartén, toma una pequeña cantidad de agua y cocina los espárragos hasta que estén tiernos y crujientes, aproximadamente de 4 a 5 minutos. Escurrir y reservar. En una ensaladera grande, combine los champiñones con los tomates y el pimiento verde. Mezcle los ingredientes restantes en otro tazón. Agrega la mezcla de verduras a la salsa. Mezclar bien, tapar y refrigerar de 2 a 3 horas. Atender.

¡Gustar!

Ensalada de pepino con menta, cebolla y tomate

Ingredientes

2 pepinos, cortados por la mitad a lo largo, sin semillas y en rodajas

2/3 tazas de cebolla morada picada en trozos grandes

3 tomates, sin semillas y picados en trozos grandes

½ taza de hojas de menta fresca picadas

1/3 taza de vinagre de vino tinto

1 cucharada. edulcorante granulado sin calorías

1 cucharadita. sal

3 cucharadas Aceite

Una pizca de pimienta

Sal a gusto

Método

Combine los pepinos, el edulcorante granulado, el vinagre y la sal en un tazón grande. Dejar en remojo. Se debe dejar macerar a temperatura ambiente al menos 1 hora. De vez en cuando, revuelve la mezcla. Agregue los tomates, la cebolla y la menta fresca picada. Jugar bien. Agrega el aceite a la mezcla de pepino. Mezcle para cubrir uniformemente. Añadir sal y pimienta al gusto. Servir frío.

¡Gustar!

Adas Salatas

(ensalada de lentejas turcas)

Ingredientes:

2 tazas de lentejas, limpias

4 tazas de agua

taza de aceite de oliva

1 cebolla, rebanada

2-3 dientes de ajo, rebanados

2 cucharaditas. comino en polvo

1-2 limones, solo jugo

1 manojo de perejil, rebanado

Sazone con sal y aumente al gusto.

2 tomates cortados en rodajas (opcional)

2 huevos, cocidos y cortados en rodajas (opcional)

Aceitunas negras, opcional

¼ de taza de leche feta, opcional, desmenuzada o en rodajas

Método

Agregue los frijoles y el agua a una olla grande y deje hervir a fuego medio-alto. Baja el fuego, ajusta y prepara hasta que esté listo. No cocine demasiado. Escurrir y lavar con agua fría. Calienta el aceite de oliva en una sartén a fuego medio. Agrega la cebolla morada y sofríe hasta que esté transparente. Agregue los dientes de ajo y el comino y saltee durante 1 a 2 minutos más. Coloca los frijoles en un plato grande y agrega la cebolla morada, los tomates y los huevos. Agrega el jugo de limón, el perejil, el alza y la sal. Sirva fresco cubierto con queso.

¡Gustar!

Ajvar

Ingredientes:

3 berenjenas medianas, cortadas por la mitad a lo largo

6-8 pimientos rojos dulces

½ taza de aceite de oliva

3 cucharadas Vinagre o zumo de naranja recién exprimido

2-3 dientes de ajo, rebanados

Sazone con sal y aumente al gusto.

Método

Precaliente el horno a 475 grados F. Coloque las berenjenas con el lado cortado hacia abajo en una bandeja para hornear cuidadosamente engrasada y ase hasta que los estilos se ennegrezcan y las berenjenas estén cocidas, aproximadamente 20 minutos. Pasar a un plato grande y cubrir con vapor durante unos minutos. Coloque los pimientos en la bandeja para hornear y hornee, volteándolos, hasta que la piel se ennegrezca y los pimientos estén tiernos, aproximadamente otros 20 minutos. Pasar a otro plato y cubrir con vapor durante unos minutos. Una vez que las verduras limpias se hayan enfriado, retire la pulpa de berenjena en un plato grande o en una batidora, desechando el resto de las partes. Corta los pimientos y añádelos a las berenjenas. Use un machacador de papas para triturar la berenjena y el pimiento hasta que quede suave. pero todavía un poco tosco. Si usa una batidora,

¡Gustar!

Ensalada Bakdoonsiyyeh

Ingredientes:

2 manojos de perejil italiano, rebanado

tahini tahini

¼ taza de jugo de limón

Sal a gusto

agua

Método

Mezcle el tahini, el jugo de naranja fresco y la sal en un bol hasta que quede suave. Agrega una cuchara. o dos de agua, lo suficiente para hacer una salsa espesa. Sazone al gusto. Agrega el perejil picado y mezcla. Servir inmediatamente.

¡Gustar!

Ensalada Rellena

Ingredientes:

2 libras de apio amarillo Yukon Gold

½ taza de aceite

¼ de taza de jugo de limón o naranja limpio recién exprimido

2-3 pizcas de pimientos amarillos, opcional

Sazone con sal y aumente al gusto.

2 tazas de relleno

2-3 huevos duros, rebanados

6-8 aceitunas negras deshuesadas

Método:

Coloca el apio en una cacerola con abundante agua con sal. Calienta hasta que hierva y cocina el apio hasta que esté tierno y cocido. Manténgase a un lado. Haga puré el apio en un pasapurés de patatas o tritúrelo con un machacador de patatas hasta que quede suave. Mezcle aceite, levadura (si se usa), mineral de calcio o jugo de naranja fresco limpio y sal al gusto. Forrar un molde para lasaña. Extienda el 50% del apio en el fondo del plato y nivele. Extienda su relleno favorito de manera similar sobre el apio. Extiende el apio restante sobre el relleno de la misma forma. Coloque un plato de ofrenda boca abajo sobre el plato de la causa. Con ambas manos, gírelo plano y plano, dejando caer la caja sobre el plato. Decora decorativamente el sake con un huevo cocido y aceitunas y, si lo deseas, un condimento.

¡Gustar!

ensalada de curtido

Ingredientes:

½ cabeza de repollo

1 zanahoria, pelada y rallada

1 taza de frijoles

4 tazas de agua hirviendo

3 cebolletas en rodajas

½ taza de vinagre de manzana blanco

½ taza de agua

1 pizca de chile jalapeño o serrano

½ cucharadita. sal

Método

Coloque las verduras y los frijoles en una sartén grande resistente al calor. Agregue el agua con gas al plato para cubrir las verduras y los frijoles y reserve durante unos 5 minutos. Escurrir en un colador, dejando salir la mayor cantidad de líquido posible. Regrese las verduras y los frijoles al plato y mezcle con el resto de los ingredientes. Déjalo endurecer en el frigorífico unas horas. Servir frío.

¡Gustar!

Ensalada Gado Gado

Ingredientes

1 taza de judías verdes, cocidas

2 zanahorias, peladas y cortadas en rodajas

1 taza de judías verdes, cortadas en 2 pulgadas, cocidas al vapor

2 patatas, peladas, hervidas y cortadas en rodajas

2 tazas de lechuga romana

1 Pepinos, pelados y cortados en aros

2-3 tomates, cortados en gajos

2-3 huevos cocidos, cortados en gajos

10-12 Krupuk, galletas de camarones

salsa de maní

Método

Agrega todos los ingredientes, excepto la lechuga romana, y mezcla bien.

Sirve la ensalada sobre una cama de lechuga romana.

¡Gustar!

Hobak Namulu

Ingredientes

3 calabacines o calabacines cortados en medias lunas

2-3 dientes de ajo, picados

1 cucharadita. azúcar

sal

3 cucharadas marinada de soja

2 cucharadas. aceite de sésamo tostado

Método

Cocine al vapor una olla con agua a fuego medio-alto. Agrega el guiso y cocina durante aproximadamente 1 minuto. Escurrir y lavar con agua fría. Escurrir nuevamente. Mezclar todos los ingredientes y mezclar bien. Sirva caliente con una selección de acompañamientos japoneses y una comida principal.

¡Gustar!

Ensalada Horiatiki

Ingredientes

3-4 tomates, sin semillas y picados

1 pepino, pelado, sin semillas y picado

1 cebolla morada, en rodajas

½ taza de aceitunas Kalamata

½ taza de queso feta, picado o desmenuzado

½ taza de aceite de oliva

taza de vinagre de manzana

1-2 dientes de ajo, picados

1 cucharadita. origa

Sazone con sal y sazone al gusto.

Método

Coloque las verduras frescas, las aceitunas y los lácteos en un plato grande no reactivo. En otro plato, mezcla el aceite de oliva, el vinagre de manzana, los dientes de ajo, el orégano, la sazón y la sal. Vierte la salsa en el plato con las verduras frescas y mezcla. Dejar marinar media hora y servir caliente.

¡Gustar!

Ensalada de pollo Waldorf

Ingredientes:

Sal y pimienta

4,6 a 8 onzas de pechugas de ave deshuesadas y sin piel, de no más de 1 pulgada de ancho, pesadas y recortadas

½ taza de mayonesa

2 cucharadas. jugo de limon

1 cucharadita. mostaza de Dijon

½ cucharadita. semillas de hinojo molidas

2 costillas de apio, picadas

1 chalota, picada

1 Granny Smith pelado, sin hueso, cortado por la mitad y cortado en trozos de una pulgada

1/2 taza de nueces picadas

1 cucharada. Estragón fresco en rodajas

1 cucharadita. tomillo fresco en rodajas

Método

Disuelva 2 cucharadas. sal en 6 tazas de agua fría en una cacerola. Sumerge los pájaros en agua. Calienta la sartén en agua caliente hasta 170 grados centígrados. Apaga el fuego y déjalo reposar durante 15 minutos. Regrese las aves a un plato forrado con toallas de papel. Refrigere hasta que las aves estén frías, aproximadamente media hora. Mientras las aves se enfrían, mezcle la mayonesa, el jugo de limón, la mostaza, el hinojo molido y ¼ de cucharadita. crecen juntos en un plato grande. Seque las aves con palmaditas y córtelas en trozos de media pulgada. Regrese las aves al plato con la mezcla de mayonesa. Agrega la avena, la chalota, el jugo de manzana, las nueces, el estragón y el tomillo; revuelva para mezclar. Sazone con Jerk y agregue sal al gusto. Atender.

¡Gustar!

Ensalada De Lentejas Con Aceitunas Y Feta

Ingredientes:

1 taza de frijoles, recolectados y lavados

Sal y pimienta

6 tazas de agua

2 tazas de caldo de pollo bajo en sodio

5 dientes de ajo, ligeramente machacados y pelados

1 hoja de laurel

5 cucharadas aceite de oliva virgen extra

3 cucharadas vinagre de vino blanco

½ taza de aceitunas Kalamata picadas en trozos grandes

½ taza fresca picada excelentes resultados

1 chalota grande, picada

taza de queso feta desmenuzado

Método

Remoje los frijoles en 4 tazas de agua caliente con 1 cucharadita. de sal en él. Secar bien. En una sartén, mezcle los frijoles, el agua restante, el caldo, el ajo, la hoja de laurel y la sal y cocine hasta que los frijoles se ablanden. Escurrir y retirar los ajos y las hojas de laurel. En un bol, combine con los demás ingredientes y mezcle bien. Servir adornado con un poco de queso feta.

¡Gustar!

Ensalada tailandesa de ternera a la parrilla

Ingredientes:

1 cucharadita. pimenton

1 cucharadita. pimienta de temporada

1 cucharada. arroz blanco

3 cucharadas jugo de mineral de calcio, 2 limones

2 cucharadas. salsa de pescado

2 cucharadas. agua

½ cucharadita. azúcar

1.1 ½ libras de harina de falda, en rodajas

Sal y salsa blanca molida gruesa

4 chalotes, en rodajas finas

1 ½ tazas frescas, desmenuzadas excelentes resultados

1 ½ tazas de hojas de cilantro fresco

1 chile tailandés, despalillado y cortado en rodajas finas

1 pepino inglés sin semillas, cortado en rodajas de 1/4 de pulgada de ancho y pesadas al bies

Método

Ase las guarniciones a fuego alto hasta que estén cocidas. Reservar para reposar. Cortar en pequeñas piezas. En un tazón, combine todos los ingredientes y mezcle bien hasta que se combinen. Servir inmediatamente.

¡Gustar!

ensalada americana

Ingredientes

1 cabeza pequeña de col lombarda, picada

1 zanahoria grande, rallada

1 manzana, sin corazón y picada

Jugo de al menos 50% de lima

25 uvas blancas sin semillas, cortadas en gajos

1/2 taza de nueces picadas

3/4 taza de pasas, las pasas doradas son las mejores, pero prefiero las pasas normales para darle sabor

1/2 cebolla blanca, picada

4 cucharadas mayonesa

Método

En el orden indicado, agregue todos los elementos a un plato grande.

Mezcle bien después de agregar jugo de limón a todo el contenido.

¡Gustar!

www.ingramcontent.com/pod-product-compliance
Lightning Source LLC
Chambersburg PA
CBHW070418120526
44590CB00014B/1441